Depois da queda...
DANÇATERAPIA!

Dados Internacionais de Catalogação na Publicação (CIP)
(Câmara Brasileira do Livro, SP, Brasil)

Fux, María
  Depois da queda... Dançaterapia! / María Fux ; [tradução Ruth Rejtman ; fotos de miolo Andrés Barragán]. – São Paulo : Summus, 2005.

  Título original: Después de la caída... ¡Continúo con la danzaterapia!
  ISBN 85-323-0863-5

  1. Dança 2. Dança terapêutica 3. Deficientes – Cuidados e tratamento 4. Expressão corporal 5. Movimento terapêutico 6. Saúde – Promoção I. Barragán, Andrés. II. Título III. Título: Dançaterapia.

05-2238   CDD-615.85155

Índice para catálogo sistemático:

1. Dançaterapia   61.85155

Compre em lugar de fotocopiar.
Cada real que você dá por um livro recompensa seus autores
e os convida a produzir mais sobre o tema;
incentiva seus editores a encomendar, traduzir e publicar
outras obras sobre o assunto;
e paga aos livreiros por estocar e levar até você livros
para a sua informação e o seu entretenimento.
Cada real que você dá pela fotocópia não autorizada de um livro
financia o crime
e ajuda a matar a produção intelectual de seu país.

Depois da queda...
DANÇATERAPIA!

MARÍA FUX

summus
editorial

Do original em espanhol
DESPUÉS DE LA CAÍDA... ¡CONTINÚO CON LA DANZATERAPIA!
Copyright © 2001 by Editorial Distribuidora Lumen SRL
Direitos desta tradução adquiridos por Summus Editorial

Tradução: **Ruth Rejtman**
Fotos de miolo: **Andrés Barragán**
Fotos de capa: **Acervo María Fux**
Capa: **Alberto Mateus**
Projeto gráfico e diagramação: **Crayon Editorial**
Fotolitos: **Join Bureau**

Summus Editorial
Departamento editorial:
Rua Itapicuru, 613 – 7º andar
05006-000 – São Paulo – SP
Fone: (11) 3872-3322
Fax: (11) 3872-7476
http://www.summus.com.br
e-mail: summus@summus.com.br

Atendimento ao consumidor:
Summus Editorial
Fone: (11) 3865-9890

Vendas por atacado:
Fone: (11) 3873-8638
Fax: (11) 3873-7085
e-mail: vendas@summus.com.br
Impresso no Brasil

AGRADECIMENTOS

Meu enorme amor e gratidão a María José e Sonia, que, desde o começo de minha queda, dedicaram-me seu amor.

A Beatriz Vidal, fotógrafa, que durante meses buscou as imagens adequadas para este livro.

Às minhas irmãs, Susana, Paulina e Raquel, que foram como braços que me acolheram em minha queda.

Às minhas alunas e a todos que estiveram e estão ao meu lado, para que continuemos este caminho com a dança.

A José María R. Bensadón Carbonell, pela paciência com que transfundiu minhas palavras para dar vida a este livro.

• MARÍA FUX

SUMÁRIO

Prefácio à edição brasileira		*9*
Apresentação		*13*
1	Prólogo	*15*
2	Por que este outro livro?	*19*
3	O que são os espaços?	*23*
4	O que é a imobilidade?	*27*
5	Os limites	*33*
6	Os elásticos	*35*
7	A ternura	*39*
8	As cordas	*41*
9	A forma e a cor	*43*
10	O feminino e o masculino	*47*
11	Minha pele	*51*
12	Quando penso nos surdos...	*55*
13	Um grande tecido dança	*57*
14	Tirar do corpo aquilo que nos faz mal	*61*
15	A continuidade	*65*
16	No final de 99	*69*
17	Dos acentos e dos impulsos	*73*
18	Quedas com recuperações	*75*
19	Por que não escutamos o valor do silêncio	*79*
20	Relatos de vida e depoimentos	*81*
21	Pontos de apoio para os dançaterapeutas	*93*
22	Epílogo	*97*

PREFÁCIO À EDIÇÃO BRASILEIRA

Conheci María Fux em 1995, por meio de seus livros. Lendo-os, percebia que as palavras se moviam misteriosamente nas páginas, trançando danças que chegavam diretamente ao meu coração. Não compreendia o que estava acontecendo dentro de mim, mas sentia, como movido por um instinto ancestral, que María abria as portas de um caminho no qual me reconhecia e me achava. Dois anos depois, graças à ajuda de um amigo a quem devo eterna gratidão, consegui entrar em contato com ela. Pelo telefone, na manhã de uma segunda memorável, ouvia a voz desta mulher que, com a generosidade que lhe é peculiar e um inconfundível sotaque esperanto, me convidava ao curso de formação. O curso, "por acaso", iniciava em Brasília, na quinta seguinte. Lembro ter sentido a euforia explosiva por um encontro longamente esperado que de repente se tornava próximo, tangível, concreto. No ônibus que me levava à Brasília, alguns dias depois, percorria as estações da minha vida, com o coração em tumulto, à espera do encontro que, de alguma forma, mudaria a minha existência. Foi assim que, ao anoitecer daquele mesmo dia, me encontrava, incrédulo, diante da Senhora da Dançaterapia. María tinha, naquele período, superado as portas dos setenta, mas sua beleza intacta, contida numa estatura miúda, difundia no ambiente um caráter sagrado, um encanto do qual era difícil desprender-se. Era, e é até hoje, uma beleza que vai além da harmonia dos traços estéticos, inegável. Compreendi, ao longo do tempo, que as dimensões desse seu fascínio se alimentam de uma incansável busca da verdade, conduzida durante toda a sua existência. Nos olhos de María, o azul do mar alterna calmarias, ondas repentinas, a força das tempestades e a dignidade real de quem se propõe a um encontro verdadeiro com o universo humano. E a partir deste encontro começou para mim uma realidade que, sem interrupções e apesar das quedas, está em constante movimento e evolução.

Falar de María significa, para mim, descobrir o sentido do movimento. Sempre pensei na dança como uma arte para eleitos. Corpos perfeitos, técnicas ferrenhas e uma distância imensa de mim, de um público que assiste às maravilhas de uma arte que muitas vezes separa, discrimina e o prega numa cadeira da qual nunca poderia levantar para dar um só passo.

A dança de María abre outros horizontes. Entramos com ela num universo onde qualquer um pode descobrir a possibilidade de expressar, com o corpo, a coreografia da própria existência; o tempo dos medos e dos sonhos, o ritmo dos silêncios e dos desejos, a melodia das cores e da esperança, as formas múltiplas da dor e do amor. Quando o movimento criativo nasce da verdade que cada indivíduo cultiva dentro de si, eis que a plasticidade e a beleza aparecem com toda a força e transcendem a realidade em que vivemos imersos, apesar dos nossos problemas, apesar dos nossos limites, apesar dos nossos, como María sempre diz: "Não, não posso". A sua dança nos convida a acolher os sinais do tempo com dignidade, a pele que muda, a sensibilidade que cresce, a maturidade que avança. Não existem predestinados para esse caminho. Todos, indistintamente, podemos decidir sair do isolamento, procurar um caminho, acolher a esperança de uma mudança e, sobretudo, optar por uma vida em harmonia, graças ao movimento que é a vida.

Dançar para aceitar as diferenças e descobrir a riqueza de quem é diferente: uma dança que nasce na aparente imobilidade de quem está na cadeira de rodas, no silêncio de quem não ouve, no escuro de quem não reconhece seu corpo. Dançar para dizer: "Sim, posso".

Devo à María a alegria profunda de poder trabalhar com o corpo, de ser, como ela mesma diz, uma "ponte" que nos conecta aos outros e nos permite comunicar.

O último livro de María Fux revela a maturidade desta grande artista, que dedica sua vida a semear suas intuições, um método para dançar, um método para viver.

É um texto iluminado, que nos convida a levantar após cada queda para que sempre possamos decidir continuar o caminho, aprendendo a ouvir a linguagem do corpo e o respiro que o habita. E na escuta descobrir que a vida renasce e se recria em cada gesto nosso, num movimento verdadeiro que, misteriosamente, se faz dança.

• Pio Campo

Ator, clown e dançaterapeuta formado por María Fux no Centro Creativo de la Danzaterapia de Buenos Aires. Dirige o Centro María Fux/Dançaterapia e Criatividade com Movimento, localizado em Goiás, no Espaço Cultural Vila Esperança.

APRESENTAÇÃO

María Fux é única e nunca deixa de nos surpreender. Neste livro, de prosa contundente e ritmo *vivace*, apaixonado, o diálogo converte-se em matéria corporal.

María sentiu a necessidade de transmitir a experiência de sua recente queda, e conseqüente fratura da patela, para explicar ao leitor como as partes sadias do corpo – assim como no trabalho com deficientes – são as que determinam a reconstrução corporal integral.

Em um discurso que combina a pedagogia artística com a terapia, aparecem novamente as palavras "geradoras" (raízes, crescer, ternura etc.) que constituem o núcleo da comunicação com o outro, talvez a principal obsessão no trabalho de María.

Nessa etapa de sua vida, o mundo interno da artista-pedagoga tornou-se poético, e ela mergulha nele com maior sabedoria. Com inesgotável criatividade, confere vida a objetos inanimados que assim adquirem especial significado.

Num estilo informal e espontâneo, María organiza recordações e experiências, tentando transmitir ao leitor suas pautas para o exercício de uma pedagogia artística, artesanal, que se apóia na música e no poder da palavra. Ler María Fux e acompanhá-la em seus relatos e processos de vida resulta em uma experiência particularmente mobilizante para o leitor.

•Violeta de Gainza
Pedagoga musical argentina,
presidente do Fórum Latino-americano
de Educação Musical, membro consultor da
Associação Argentina de Musicoterapia.

1 ‖ Prólogo

Estávamos no final de dezembro de 99. A um passo de entrar no novo século. Tudo pronto para a viagem que faço anualmente, há 25 anos, à Itália e à Espanha, para ensinar dançaterapia.

Saí para dar uma volta, porque no dia 4 de janeiro eu embarcaria; queria me despedir de Buenos Aires, das suas "ruazinhas que têm um não sei o quê". Na esquina da rua Talcahuano com a Marcelo T. de Alvear, uma chapa preta, aberta, esperava-me. Caí. A patela rompeu-se. Era como se um enorme edifício tivesse partido meu corpo em dois: não consegui ficar de pé. Minha patela, a patela que dança, a patela que dá vida a esse ir-e-vir!

Sirenes, Hospital Fernández, guardas, radiografias, Hospital Italiano. *Tem de operar, tem de operar, tem de operar...* Os medos terríveis em meu corpo, sem ter onde me apoiar, querendo saber, tremendo. *Não consegue ficar de pé; temos de engessar e esperar até 3 de janeiro para poder operá-la. Não há outra possibilidade. A patela partiu-se ao meio.*

Voltar para casa, em uma ambulância, sem poder andar; tentar conter o desespero de deixar suspensos oito cursos na Europa – com tanta gente que me espera – sem saber o que acontecerá depois da operação. Mandar faxes, que sempre tiveram respostas solidárias, e eu com meus medos diante de uma operação. Não podia chorar. A patela de minha mãe, que desde os 5 anos nunca pôde caminhar bem, envolvia meu corpo e me absorvia de tal maneira que, nos dias que precederam a operação, sentia sua patela como se fosse a minha.

A patela de minha mãe fora retirada. Eu sabia, meu corpo sabia e meus medos aumentavam. Nos próximos dias eu completaria mais um ano – 78. O gesso me pesava, mas o que mais pesava era a incerteza do que poderia acontecer. Chegou, finalmente, o dia da operação e, de acordo com os médicos, deu tudo certo. Não tiraram minha patela; eu não era minha mãe...!

Agora começou outra etapa, na qual preciso depender de alguém, e conto com a ajuda muito afetuosa de Antonia que, passo a passo, deu-me apoio, e pude começar a reeducar-me. E assim estou eu, reeducando-me, querendo entender o porquê da queda. Devagarinho, dia após dia, vou descobrindo ritmos esquecidos, ritmos lentos, espaços silenciosos, nos quais o pensamento segue em frente, e vou vislumbrando a perna, agora nua, sem os pontos, vendo seu inchaço, sua forma diferente, e tento compreender de que maneira a imobilidade e as limitações, dessa queda, me ajudam a valorizar aquilo que posso fazer.

Depois de quatro dias já fiquei em pé, com a ajuda de um andador, para ir recuperando a flexibilidade. Minha perna estava dura, sem nenhum tipo de flexão. Mas, ao começar a buscar apoios em todo o corpo – não apenas na perna –, percebi que a parte sadia da perna era o que de fato me ajudaria.

Comecei a conversar com meu joelho, tentei pensar que essa parte do meu corpo era uma personagem que gostava de mim mas não sabia como expressar-se, e procurava, com sua imobilidade, fazer-me compreender que, dispondo de tempos muito lentos, poderia sorrir.

Passaram-se vinte dias. A cada dia, ao ir ao meu estúdio, criei – para todo o meu corpo, porque não posso separar o joelho dele, já que o sinto como uma unidade – novos encontros ou movimentos simples em que a flexão se torna lenta, embora a cada vez um pouco mais profunda, e quando sinto dor não me assusto, mas penso que ela está me dizendo: *"Não tenha pressa!"*. A cada dia, nesses vinte dias, estou recuperando o joelho, preso ao meu corpo; ele me faz compreender que, respeitando nossos limites, podemo-nos permitir continuar criando.

Coloco músicas diferentes todos os dias; com certas músicas a patela se sente mais feliz. Busco nas músicas o apoio que me dão. Com as outras partes do corpo tento expressar, ainda de forma bastante estática, o movimento que posso desenvolver, às vezes unindo-as, mas tomando cuidado para não forçar. Mas se penso no gato, esse animal maravilhoso que tanto nos ensina com sua elasticidade e com seus desejos, eu o uno ao meu corpo, tentando viver em cada encontro a felicidade que é aprender com minha própria limitação tudo que for possível.

2 ‖ Por que este outro livro?

Porque, ainda que não goste de reler o que escrevi, sempre que o faço chego à conclusão de que meus livros estão incompletos, sempre falta algo que não foi dito e agora, após essa queda – que para mim tem um sentido, porque o busco, porque quero desvendá-lo –, gostaria de oferecer-lhes a possibilidade de entrarem em minhas aulas e na formação do dançaterapeuta, nas quais talvez consiga, com outro ritmo, com outro tempo, deixar claro aquilo que não pude explicitar nos livros anteriores. É por isso que volto a escrever.

Creio que é muito difícil recapitular e enxergar o passado, onde sempre tentei encontrar elementos que surgiam de minhas danças, criadas nos espetáculos por tantos anos. Tudo que desenvolvo nas coreografias, nos espetáculos, é voltado para minhas aulas.

Não sabia como começar a decifrar uma história tão longa, cheia de quedas e recuperações; recuperações nas quais sempre há um aprendizado de intercâmbio com os grupos, por meio dos movimentos. Agora eu sei.

Meus grupos são integrativos, e vou explicar o que isso significa. São grupos heterogêneos, ou seja, há pessoas com síndrome de Down, surdos, pessoas com espasmos, com depressão e solidão. Unidos em grupos diferentes, com diferentes idades e em diferentes horários, em que procuro não ver as diferenças e senti-las com suas possibilidades, importando-me a parte "sadia" pelos movimentos, podemos intercambiar diálogos, sempre motivados pelos estímulos que a música, a percussão, o silêncio e a palavra podem dar, encontrando, com o tempo, uma linguagem própria.

Creio que uma das maneiras de iniciar essa etapa é criando **raízes**, enquanto a coloco na imagem da palavra:

Vamos sentir nosso corpo como se fossem raízes. Nossos corpos estão em nossas mãos; sentados no chão, desenhamos com as mãos os ritmos de raízes que se movem na terra e raízes aquáticas.

Se as mãos se movem e marcam os ritmos sobre o chão, é todo o meu corpo que começa a mover-se, e então, no solo, todo o meu corpo se transforma numa raiz.

É incrível ver de que maneira, visualizando a palavra, o grupo se modifica, em contato com a superfície do chão. E sobretudo com a música que utilizo, com os sons do mar, da água, do vento, podemos observar o prazer que o grupo sente. Chegou o momento de usar outra imagem relacionada:

Se a raiz está dentro d'água e se movimenta, está cheia de vida, porque se transforma em alga.

Somente a palavra "alga" faz que as pernas e as mãos fiquem suspensas no ar, movendo-se. E vou estimulando com a imagem, em relação direta, por meio de "contrastes":

Na água vi uma linda pedra, colorida; quero transformá-la num mineral.

Com apenas essa imagem, o grupo muda imediatamente o ritmo do corpo.

Sou mineral, pesado, frio, sinto diferentes formas milenares; para mudar preciso de outro ritmo e de outro tempo; necessito de muita água, muito sol, muito tempo. Mas, mesmo como mineral, sinto um movimento.

Mas não quero ser mineral. Prefiro ir ao encontro de minha raiz. E não estou sozinha.

Todo o grupo sente raízes diferentes por perto, e se une, e as formas que surgem estabelecem uma enorme ligação entre corpos, quando se aproxima a palavra "crescer".

Usemos a palavra "crescer". Crescer. **Crescer.**

Peço às pessoas que olhem suas mãos. Desligam-se do núcleo, e a mão é uma personagem que quer chegar à verticalidade e, lentamente, movimenta o corpo para cima. Não há mais música; é a palavra, a ação. A palavra que se faz corpo e estimula a verticalidade, dentro do ritmo que cada um pode imprimir.

Assim se cumpriu essa primeira etapa, num primeiro encontro em que todos se mobilizaram, cada qual a seu tempo, dentro de seus limites, aceitando o que foi possível.

3 ‖ O que são os espaços?

O que estou aprendendo com essa mudança de ritmo? Com a patela que começa a desinchar, a cada manhã de trabalho com meu corpo, compreendo como é difícil acelerar o processo mecânico que o joelho requer, e que se faz presente quando tento esticar-me com o *plié* e com flexões lentas; sinto, em cada encontro, que sim, é possível!

Não se passou nem um mês desde a operação; já caminho sozinha e minha autonomia aumenta, mas sempre num tempo diferente daquele a que estava habituada. Tudo mudou! Sinto diferentes ritmos no meu pensamento; o mais admirável é que, sem pressa, posso escutar as coisas que sucedem ao meu redor e me ajudam a valorizar os pequenos instantes nos quais a patela, que é todo o meu corpo, deve aceitar outro ritmo e outros encontros.

Hoje, pela primeira vez, trabalhei no chão. Fiz que a música entrasse em meu corpo e me desse confiança para movimentar-me sem medo. É uma nova descoberta ver como o corpo se divide em duas partes e a que está sadia, livre e flexível, ajuda a outra e a respeita. As flexões apresentam dificuldades, mas só sei que mentalmente o joelho me diz: *Não se apresse! Trabalhe, confie e respeite-me. Dê tempo ao tempo!*

Não se pode viver sem estímulos. E, se existe algo que gostaria de mostrar neste encontro com vocês, é de que maneira os estímulos audíveis e não audíveis, visuais e não visuais, podem proporcionar diferentes comunicações com o corpo e fazê-lo chegar, por essa indução, à possibilidade de mover-se e expressar-se. Este seria o sentido deste livro: despertar, por meio desses estímulos, a possibilidade de que a dançaterapia seja uma ponte para revitalizar a parte adormecida ou a parte impedida do conceito "não consigo fazer!".

Existem espaços dentro e fora do corpo. Esses espaços podem ter forma e expressão. Coloco a música de Bach, uma fuga. Posso tentar entrar em comunicação com a música, desenhando primeiro os espaços que estão fora do corpo.

Se imaginamos desenhar o espaço todas as vezes que nos movemos, posso utilizar, com a fuga, círculos de grande ou pequena amplitude, buscando, pelo espaço, formas de diagonais, de movimentos ascendentes, circulares, pequenos e grandes.

Posso também encontrar movimentos que se fecham ou abrem, em que a fuga já faz parte desse espaço, e aprendo a aceitar o desconhecido que tem o espaço vazio, já que isso me traz segurança no comportamento e na aceitação da música que ouço e que se une a uma mensagem que, sem nenhuma interpretação, produz em mim segurança, equilíbrio e alegria.

O grupo capta a idéia e cada um, de acordo com sua individualidade, realiza seus próprios movimentos ligados à música. Assim, combinamos os diferentes estímulos, e o espaço que exploramos se enriquece.

Agora vamos ao espaço interno. Como a música tem um poder de permanente descoberta, vamos desvendar de outra maneira essa mesma música, a fuga. O trabalho anterior foi dirigido à verticalidade; neste, todo o grupo deita-se no chão.

Fechamos os olhos. Buscamos uma posição cômoda no chão, tentando encolher o corpo, tornando-nos o menor possível para entrar e aprofundar, com pequenos movimentos internos, tudo que podemos desenvolver; no chão que nos sustém, com os olhos fechados e a fuga que quer mover-se dentro do nosso corpo.

Procuramos deslizar sem medo, usando a música como se a estivéssemos escrevendo. Sentir, passo a passo, de que forma ela quer expandir-se, de que forma retemos sua imagem, e como ela, a música, contribui para nossa liberdade de expressão. Sempre com os olhos fechados, desenhamos internamente o que ela está produzindo e tentamos perceber, para quando voltarmos ao espaço externo, ou seja, estivermos novamente em pé, de que maneira esses enormes contrastes aparecem na música e marcam nosso corpo para sentirmos a possibilidade de viver o contraste em um mesmo exemplo.

Quando ficamos em pé novamente, nossos espaços mudaram e apresentam uma relação de comunicação entre o externo e o interno.

4 ‖ O que é a imobilidade?

A imobilidade está dentro ou fora do corpo? Para tornar o exemplo mais claro, peguemos uma cadeira. Ela está inerte. Estará inerte? E, entretanto, descansamos nela, a usamos e nada lhe dizemos. Está imóvel e não obstante nos ajuda.

Estamos todas sentadas em cadeiras aparentemente iguais, no estúdio. Coloco uma música de Piazzolla e começo a busca...

Procuremos sentir a cadeira, descobrindo diferentes maneiras de nos movimentar nela, e vendo de que forma ela nos ajuda a manejar nosso corpo, nossos braços, nossos quadris, nosso tronco, nossa cabeça, tentando sentir todos os apoios possíveis e ouvindo com o corpo a música de Piazzolla, que nos invade, sem que utilizemos as pernas, nem os pés, nem o tronco.

Sempre com uma mão apoiada na cadeira que está imóvel, utilizemos apenas a cabeça, o tronco e os braços; as pernas não se mexem. Sintamos a quantidade de movimentos diferentes que a imobilidade da cadeira nos ajuda a criar. E sintamos como ela nos apóia em silêncio e nos dá segurança. A música aumenta de intensidade e nosso corpo, sem fazer uso das pernas, vai aumentando a criatividade, com o apoio de uma das mãos, na cadeira, e depois da outra.

Agora façamos o contrário. Só as pernas vão se movimentar; as mãos apóiam-se na cadeira. E agora são as pernas, os pés, os quadris que, sem tocar o chão, movimentam-se como se estivessem suspensos acima da cadeira. As pernas, ao movimentar-se da direita para a esquerda, girando, sem usar o torso nem os braços, nos fazem sentir formas diferentes, em que a imobilidade da cadeira é o que está ajudando nossa mobilidade fracionada.

O que aconteceria se não pudéssemos mexer as pernas? Será que cairíamos? Vamos tentar!

Lentamente, todas nós descemos, sempre apoiadas na cadeira, até o piso que nos sustém. E aí, no chão, sem usar as pernas...

Mobilizamos toda a parte superior do corpo, braços, tronco, cabeça, com uma mão na cadeira, dando à música, que as sugere, formas abertas e fechadas, com as quais podemos nos expressar, mesmo sem utilizar as pernas.

Uma vez cumprida essa etapa, que de certa forma é bastante traumática, compreendemos a imobilidade de uma parte do corpo.

E agora, lentamente, tentando usar o mínimo possível as pernas, voltamos a sentar-nos nas cadeiras. É aí que o corpo tem toda a liberdade de desenhar o bandoneon, com o qual a música de Piazzolla ajudou a criar essas imagens e nós, segurando o bandoneon imaginário, transformamos nosso corpo, agora livre, participando, na cadeira, da música que ajudou a criar, na imobilidade, possibilidades de outro encontro.

Por que o encontro da imobilidade? Porque vi pessoas com grandes dificuldades e sem poder fazer uso das pernas ou dos braços. Por meio desse encontro puderam flexibilizar de dentro para fora o que o corpo podia dar-lhes, mesmo que respeitando certos limites. Creio que, quando o grupo tem essa percepção

– junto comigo –, entrevemos o que a "impossibilidade" pode conseguir mediante estímulos e como podemos revitalizar o movimento, ainda que com grandes limitações.

|DEPOIS DA QUEDA... DANÇATERAPIA!|

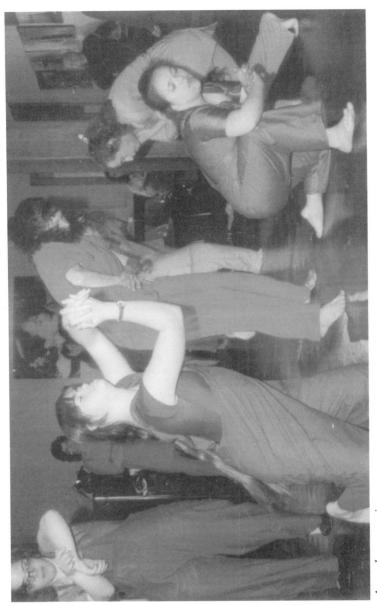

A cor dança comigo.

5 ‖ Os limites

Quando, há muitos anos, trabalhando com adolescentes em um instituto de surdos, quis realizar um trabalho sobre limites, a palavra, para eles, não tinha significado, porque os termos abstratos não obtinham resposta diante da sua capacidade de ver e sentir.

Como poderia tentar transmitir essa imagem sem palavras e sem música? Coloquei o grupo na beirada do espaço, isto é, no perímetro do estúdio onde nos reunimos, e começamos a tocar na parede com a palma das mãos, procurando fazer que estas ficassem reproduzidas, como nas pinturas rupestres; como se as mãos tivessem uma tintura e se estampassem na parede.

Como era necessário tornar a experiência mais clara a esse grupo, que era constituído na maioria de surdos (de 15, 18, 20 anos), coloquei tinta colorida nas mãos de cada um de nós e, em uma parede – éramos vinte –, estampamos nossas mãos em diversas direções: para cima, para baixo, de lado... sentindo os limites.

Queria que eles compreendessem que não podíamos passar da parede, que a parede era um limite. Então escrevi na lousa: *LIMITE!* Pedi que dissessem, acentuando as sílabas, embora não escutassem. Disseram: *SIM, LIMITE!*

Foi um triunfo, um pequeno triunfo que me ajudou a utilizar essa palavra como uma renovação da linguagem, na qual estou tentando buscar meios de comunicar-me. Agora trabalho com a palavra com enorme liberdade, utilizando paredes, pisos e inclusive corpos, das companheiras ao lado, criando formas com os diferentes limites que encontro primeiro em meu próprio corpo.

Podemos realizar esse trabalho com músicas ou solos de flauta, procurando expandir o som pelos limites sonoros que vamos encontrando. Sem dúvida nós, ouvintes, usamos as palavras sem saber até que ponto um surdo pode encontrar nelas um mundo diferente.

★★★

Um mês se passou. Estou caminhando, tentando não perder a verticalidade e equilibrar o corpo, sempre imaginando que meus ombros, em relação aos meus quadris e meus pés, teriam de formar linhas horizontais que me conduziriam a um equilíbrio maior. Não é fácil, porque dentro do meu joelho sinto um peso como se tivesse, sob a minha pele, uma couraça que aprisiona minha flexibilidade. Porém, mesmo assim, com todo esse peso, tenho vontade de dançar. E, utilizando a música, comecei a mover-me no espaço, com movimentos que pertencem ao meu joelho, que quer expressar-se. Eu faço parte dele e o escuto...

6 || Os elásticos

Se há uma coisa que amo é a imagem do vime: sua flexibilidade, seus movimentos. E essa sensação de que não se quebra porque, quando se move, se estira até certo limite e retorna com um movimento mais lento, que lhe proporciona maior flexibilidade.

Quando procurei um elástico, o fiz de maneira diferente. Pego elásticos de 1,50 m de comprimento e os distribuo entre todos os membros dos grupos (vinte, trinta, quarenta pessoas). Cada aluna pega um e peço que o deixem cair.

Vemos no chão uma linha com uma forma. É um desenho. Por que não tentamos fazer o desenho que o elástico representou? Ou melhor: já não é um elástico; é uma linha com uma forma.

Nossos corpos procuram vê-la de maneira diferente. Ou de pé, ou no chão, sabendo que uma mesma forma, vista de outro ângulo, tem imagens diferentes para nós.

Essa forma tem o sentido de uma pessoa que não se move sem nossa ajuda. É a pessoa que está deitada ou sentada, que nos olha sem se mexer. Por meio do nosso corpo e dos movimentos que faze-

mos, começa a sentir a necessidade de se movimentar. Continuamos buscando a maneira.

Pegamos essa forma que está no chão, essa linha, e com ambas as mãos tentamos aumentar e reduzir sua tensão, percebendo que vamos modificando nossos movimentos, porque já não estamos sozinhos. Imaginemos que estamos esticando lentamente uma perna dessa pessoa sentada... Ou um braço... Ou, com as mãos, tentamos alongar suas costas ou sua cabeça, sem pressionar, buscando a maneira, lenta... Levando o corpo a sentir a necessidade de fazê-lo, pelo estímulo que lhe oferecemos.

O tempo é outro. Quando trabalhamos com a pessoa que está impossibilitada, e pode ser estimulada, seu tempo é diferente; diria que é apenas um instante. Contudo, na repetição dos encontros, sempre tentamos promover formas diferentes com nossos elásticos. Como quando digo:

Por que não fazemos portas ou janelas com as linhas que se esticam em nosso corpo?

É interessante observar como o grupo vai formando imagens geométricas com os elásticos, nas quais o corpo de cada um serve de ponte.

E construir uma cidade. É possível? Se nosso corpo é nossa casa, faremos que muitas casas se unam para ser portas e janelas, de onde poderemos olhar o sol e a noite.

Essas imagens realizadas em grupo podem servir como base para um contexto àqueles que têm mais dificuldades que nós. E a figura do vime nos ajuda a sentir que é possível.

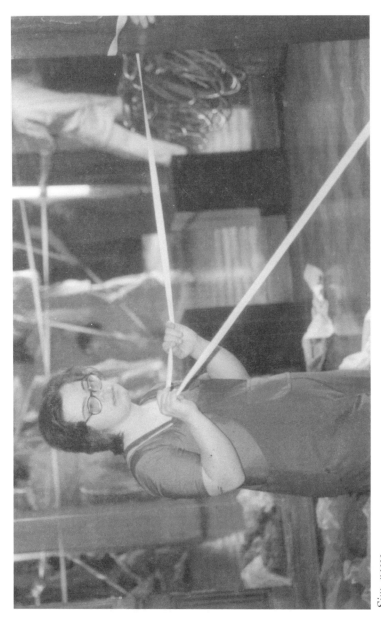

Sim, posso.

7 ‖ A ternura

Temos medo de senti-la. O adulto principalmente. Como conseguir que ela seja avaliada? Pensei que, se enchêssemos bexigas coloridas, não muito pequenas, poderíamos fazer uso delas por sua textura; como se nós, ao acariciá-las, pudéssemos confiar-lhes essa parte escondida que se chama ternura.

Quando trabalhamos essa idéia com a música de Haendel – *Largo*, na voz de Barbara Streisand –, o clima do estúdio se modifica.

Essa bexiga não existe mais, exceto por sua suavidade e sua forma: vamos aproximando-a de nosso corpo e afastando-a, passando-a acima dos braços.

A ternura avança em nosso corpo e podemos entregar-nos.

E então, pela primeira vez, vejo o outro.

Dessa maneira, nossa ternura, pela imagem da bexiga, vai passando suavemente ao corpo do outro, de minha companheira, descobrindo seu corpo e oferecendo-lhe o que pudemos desenvolver.

A ternura tem textura? Por que ao tocar a bexiga, com a suavidade de sua superfície, nosso estado emocional se modifica?

A ternura mistura-se à doçura, porque... porque a ternura certamente tem textura! É a suavidade da forma, a redondeza que talvez nos lembre do ventre materno – sem fazer nenhuma interpretação – ou a forma de alguém de quem gostamos e não nos atrevemos a tocar.

Isso faz que, no final desse encontro, algo mude internamente e a palavra "ternura" apareça próxima de nosso sorriso.

8 ‖ As cordas

O *violão..., o alaúde...*

Imagens de cordas que vou colocando, com palavras, à nossa volta.

Cordas coloridas, que vão do teto ao chão. Cores diversas que envolvem nosso corpo, perto e longe do espaço.

São imagens; não são cordas físicas que levo ao estúdio. São imagens que desenvolvem a possibilidade de...

Ver, com a imaginação, os espaços que existem entre nós, numa relação labiríntica, na qual todo o grupo toca essas cordas imaginárias como se formassem um enorme instrumento, como uma grande harpa humana que, para tocá-la, necessitamos puxar e soltar.

Trazê-las até junto a nós e soltá-las para que soem.

Umas de pé e outras deitadas, tentamos envolver-nos, juntamente com a música que escutamos, e agora nosso corpo todo é um instrumento. Um instrumento que soa, que reconhece o espaço, que pode passar sem tocar o corpo do outro — volto a dizer —, *como um labirinto.*

Todas essas cordas vão se transformando em uma enorme rede, rede de pescador que nós mesmas tecemos, unindo essas cordas que se transformaram em redes; nós as estiramos em uníssono, de baixo para cima e de cima para baixo; cada qual pegando uma parte dessa rede, deitando-se no chão e nela ficando envolvida.

9 ‖ A forma e a cor
(A forma e a cor são movimento)

É maravilhoso ver de que maneira o grupo cria formas. Quando trabalho com surdos, com gente que não ouve – e com freqüência creio que muitos de nós não escutamos nem vemos –, acredito que se utilizar o silêncio posso conseguir criar formas com nossos corpos, como se fôssemos esculturas em movimento.

Nosso corpo tem volume. Se pensarmos nas montanhas, nos minerais e nas pedras, veremos que nada se repete.

Por que não tentamos ser nossos próprios escultores e, por meio dos ritmos que nos pertencem, procuramos dar forma ao nosso corpo, não pelo método convencional, mas buscando formas que nos proporcionem a satisfação que o escultor sente quando cria?

O grupo começa a mover-se silenciosamente, mas cada membro tem seu próprio ritmo para produzir a forma e modificá-la.

Como o único sinal rítmico que temos está dentro do corpo, a respiração, nós a usamos tanto para a imobilidade quanto para o movimento.

É importante ver como cada pessoa tem relação direta com esses ritmos cotidianos que, muitas vezes, aceleram... sem ouvir.

Quando já temos a segurança e a confrontação – porque sempre divido os grupos em duas partes –, uma vez que trabalhamos em uníssono, faço que uma parte do grupo observe o grupo que se movimenta, não criticando, mas participando da qualidade e do valor das companheiras. Somente assim, confrontando-nos, podemos evidenciar nossos limites.

É maravilhoso ver como os surdos conseguem criar. E, como não há nenhuma interferência do som ou da música, participamos em igualdade de condições.

O que aconteceria agora se, utilizando o valor do silêncio, começássemos a trabalhar com a cor? Trago rolos de papel crepom de diferentes cores.

Sempre existem escolhas. Cada um de nós tem sua própria cor, que é "a nossa cor". Se nosso corpo já assimilou uma forma, a cor tenta uma experiência com a forma que criamos. É quando deixa de ser papel crepom para transformar-se em infinitas pinceladas coloridas, que se convertem em ritmos, abraçando nosso corpo, que se move de maneira diferente, já que a cor é um elemento planimétrico. Então, ela começa a pintar nosso corpo, a pintar o espaço que nos rodeia – teto, paredes, chão –, e sentimos que, ao haver participado da forma, a cor se expressa com maior diversidade.

Tudo foi realizado em silêncio. E, silenciosamente, passou-se uma hora em que nos gratificamos, sentindo que *o silêncio dança*.

|DEPOIS DA QUEDA... DANÇATERAPIA!|

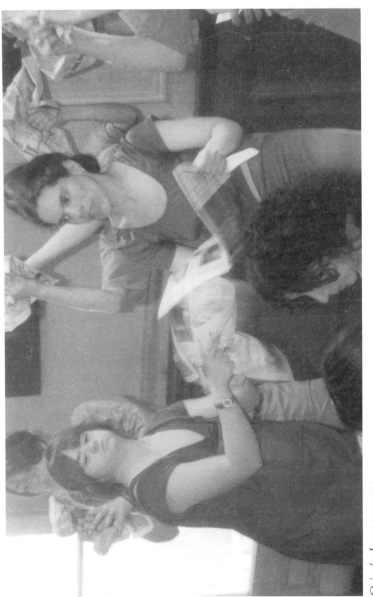

O imóvel que se move.

10 ‖ O feminino e o masculino

Sempre achei e senti que todos nós temos essas duas forças, contrastantes, mas que devem viver em plenitude.

Por que não utilizar uma música na qual a voz é que nos levará ao encontro dessa linguagem que está em nosso interior, buscando uma voz, nesse caso masculina, que, utilizando apenas seu instrumento, *a própria voz*, em forma onomatopaica, possa nos dar a riqueza de um timbre masculino, que produza formas vigorosas, acentuando a virilidade que existe dentro de nós?

Encontrei essa voz. É um músico africano chamado Bâ Mamour, que fez de sua voz um instrumento incrivelmente variado e generoso. O grupo o aceita e começamos.

Cada uma de nós, com os olhos fechados para desligar-nos das demais, acolheu as formas e os movimentos com grande intensidade, unidas a essa voz que nos toca.

O masculino aparece. A voz de Bâ Mamour, que demonstra uma enorme força rítmica, faz que todos os movimentos que realizamos sejam de uma energia e de uma intensidade em que o masculino aparece como personagem central da forma.

Depois, para contrastar, passamos a trabalhar o feminino. Começa a voz de Meredith Monk...

Ficamos em pé. Começamos então a desenvolver todo o feminino que envolve a voz.

Então, como nos cingimos principalmente com o feminino, tentamos estruturar espaços e movimentos que nos pertencem.

Bem, se somos feminino e masculino em nosso interior, por que não utilizarmos toda essa variedade que nos pertence?

Assim se completa, lentamente, outro espaço em busca do que mais amamos – o movimento. Vemos o enorme contraste que existe dentro de nós e a imensa variedade que nos envolve.

★★★

Creio que chegou o momento de dizer: obrigada!

Obrigado é uma palavra que muitas vezes usamos sem atribuir-lhe realmente o valor do seu significado.

No momento em que fraturei a patela, tive o afeto de duas pessoas maravilhosas que estiveram perto de mim desde o primeiro instante: Sonia e María José. Duas pessoas que estudaram dança comigo desde os 4 anos de idade e são meu braço direito no estúdio; são profissionais magníficas, agora com 25 e 30 anos, que estiveram ao meu lado no hospital e em casa, ajudando-me tanto na parte física como na espiritual, como filhas da minha alma.

Obrigada! Não apenas a elas como a pessoas desconhecidas que me telefonavam de lugares distantes de Buenos Aires para ler-me um poema, fazer-me companhia ou dar-me forças; gente que me conhece pela dança, e me deu a possibilidade de conhecer o valor da palavra *obrigado*.

Agora também agradeço, lentamente, à minha perna, que me ajuda nas flexões muitas vezes dolorosas, e volta a dizer: "Não perca a paciência! Pense que está em outro tempo, em outro ritmo e ainda tem muita coisa a descobrir!".

11 ǁ Minha pele

Quando pensei que poderia desenvolver uma idéia de extensão, surgiu-me o pensamento de como esticar a pele, como observar suas mudanças e de que maneira essa extensão poderia ser adquirida de forma não figurativa, usando roupas que se esticassem em diferentes partes do corpo. Às vezes...

No tronco – esticando a roupa –, nos braços, nos quadris, nas pernas... Como se, simbolicamente, fosse a pele; estirando-a, mas sempre respeitando os limites, para que não se rompa.

Essas imagens produziram no grupo diferentes formas de trabalhar o corpo.

E se agora a extensão se fizesse com o corpo de minha companheira, ou seja, com o corpo e o tecido da minha companheira (a roupa que a cobre)?

Eu me compelia a transmitir outras formas, procurando uma permanente observação do outro.

Portanto, não é apenas minha pele: é a pele do outro, com quem me relaciono.

A música que utilizo nesse caso é o *jazz*, o *blues*. A resposta é que tudo tem limites e que as possibilidades de extensão do meu corpo pela minha pele têm constantes idas e vindas, uma vez que, para esticar e chegar ao limite, preciso afrouxar e buscar outra extensão.

|DEPOIS DA QUEDA... DANÇATERAPIA!|

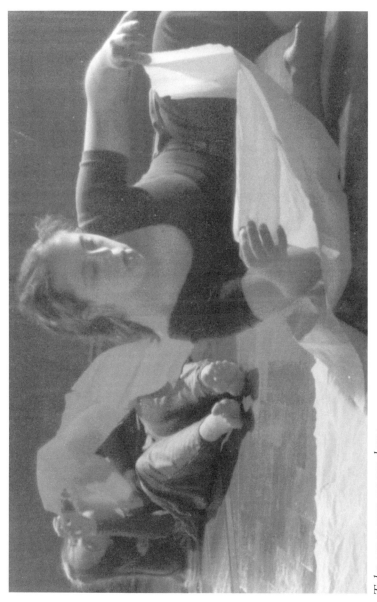

Todos somos uma cor que dança.

12 | Quando penso nos surdos...
(Será que a cor pode dançar no corpo?)

Quando pensava nos surdos, achava que eles não sabiam o que são os ritmos externos ao corpo. Achava que nunca tinham ouvido a voz; que as palavras não tinham o ritmo que produzem em nós quando as ouvimos; que a música não existia; que não sabiam que o mar tem sons e que, ao nosso redor, na cidade, há barulhos que nos deixam tensos e muitas vezes nos enlouquecem.

Pensei que a projeção de *slides* em uma parede branca e a escolha de pintores abstratos poderiam produzir, no surdo auditivo – e na nossa própria surdez –, a imagem que podemos projetar e que nos pode oferecer, diante da visão, um comportamento rítmico que não sai de um tambor, mas das formas abstratas que vamos colocando e nos induzem a mover-nos. Para nós, surdos, seria como se escutássemos a música não apenas pelo seu ritmo mas também pela forma como a cor se distribui no nosso corpo.

A cor transforma nossos estados emocionais e, com a imaginação e os elementos que os *slides* nos dão, com a enorme diversidade que podemos ter durante as escolhas, oferecemos ao grupo, que está se interligando, novos estímulos para sua expressão, adquirindo liberdade, reconhecimento espacial e um diferente conceito do ritmo e da cor.

O grupo inteiro está vestido com roupas brancas, assim como, muitas vezes, nosso corpo é visto como uma tela onde as imagens se movimentam. Sensações, estímulos que favorecem nosso crescimento interior e auxiliam nossa comunicação, primeiramente conosco, depois com os demais.

No projetor coloco os *slides* de formas abstratas – que foram escolhidos, cuidadosamente, durante muitos anos –, estimulando a imaginação. Isso permite a cada um deles, projetado na parede branca, criar diferentes estímulos que o fazem mover-se quando o grupo se aproxima da cor e da imagem projetada – pelo visual e não pelo auditivo –, conseguindo formas variadas de interpretação. As pessoas que não ouvem percebem que os ritmos visuais produzem no corpo outro tipo de criatividade e, por meio da forma, da cor, da linha, adquirem, lentamente, melhor capacidade interpretativa. Esse método de projetar *slides* em cores, que encobrem o corpo, age sobre zonas não conhecidas que aparecem por sua necessidade de expressar-se.

13 | Um grande tecido dança

Procuro um tecido enorme que tenha uma área de sete metros por cinco, de jérsei, e o coloco no chão, em toda a sua extensão. Divido os grupos e cinco ou seis pessoas de pé começam a movê-lo, deslizando sobre ele e observando os desenhos que vão se formando.

Precisam ficar o tempo todo atentos ao equilíbrio, pois o tecido se move constantemente. Enche-se de desenhos. Só com os pés vamos ampliando e diminuindo seu tamanho.

Com os pés procuramos estender o tecido ao máximo. Então, lentamente, vamo-nos aproximando até deixarmos de ser corpos separados, para sentir apenas a união do grupo.

O que aconteceu com o tecido? Amarfanhou-se e já não parece ter a extensão que tinha: foram os pés, pelos corpos.

Agora permanecemos num contato muito profundo entre nossos corpos, ocupando o espaço mínimo que o tecido nos permite.

Vagarosamente, uma a uma vamo-nos separando, com os pés sempre calcando o tecido e na posição vertical; ele vai se estendendo de tal maneira que agora cobre toda a superfície que ocupava no começo.

Precisamos tomar cuidado com o equilíbrio para não cairmos.

Agora que nossos pés se separaram do tecido, vamos submergir nele, sentindo sua textura com as mãos e a forma como nossos corpos utilizam os espaços vazios, percebendo a diferença entre tocá-lo com os pés ou senti-lo com nosso corpo.

Lentamente, vamo-nos apartando, abrindo o tecido até sua borda.

Seguramos com nossas mãos erguidas, todas juntas, a beirada do tecido e imprimimos nele um movimento de vai e vém, como se fosse uma onda.

E, de uma só vez:

Enfiamo-nos no tecido, umas de pé, outras no chão, e começamos a usá-lo, descobrindo outra maneira de ficar em contato com ele, produzindo diferentes formas com o corpo, como se fôssemos esculturas em movimento, com ritmos muito lentos.

Agora já não são os desenhos; agora são as formas. O tecido converte-se nessas "esculturas em movimento". E então, quando o retiro, a forma do grupo se revela muito original.

Isso ajuda as pessoas que têm medo de mostrar-se como são a descobrir, pelo movimento, que podem, sim, mostrar-se quando o tecido as encobre.

| DEPOIS DA QUEDA... DANÇATERAPIA! |

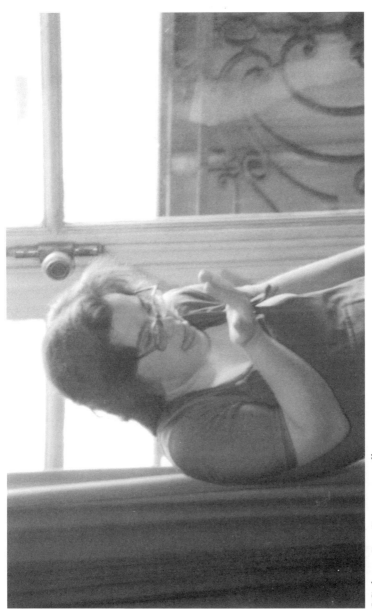

Minhas mãos são meus espelhos.

14 ‖ Tirar do corpo aquilo que nos faz mal

Quantas vezes sentimos raiva? Quantas vezes não podemos expressar o que está nos causando tanto mal?

Podemos utilizar nossa voz, mas não por meio de gritos; porque se existe alguma coisa com que me preocupo é a contenção e o equilíbrio dos grupos; meus encontros com a dançaterapia não são para provocar catarses nem qualquer tipo de julgamento, mas para ajudar, como neste caso, a enfrentar aquilo que nos faz sofrer.

Colocamos as mãos nos lugares em que muitas vezes a raiva se esconde.

E com as mãos a arrancamos, como se nos aliviássemos de tudo o que é negativo e pode conter nossas raivas, nossos medos, nossas dores.

Utilizo ritmos africanos, percussivos, fazendo que o suporte rítmico ajude, como uma drenagem, a retirar do corpo aquilo que nos faz mal. Vou buscando em diferentes formas o que nos auxilia quando eliminamos o que nos faz mal, e então o ritmo aparece.

‖

| DEPOIS DA QUEDA... DANÇATERAPIA! |

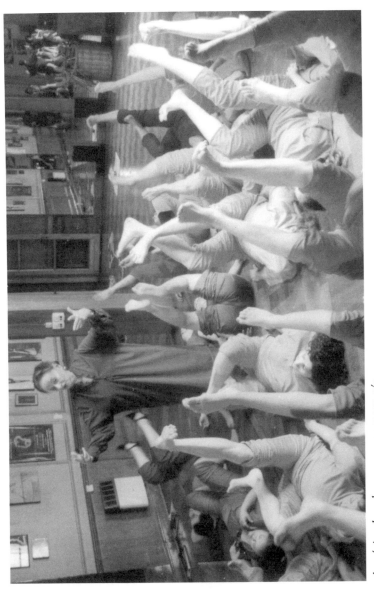

A música desenha no ar com meus pés.

15 | A continuidade

Que linda palavra! Sem ela não existe possibilidade de crescimento. Embora se viva no presente – e esse é o meu desejo –, todos nós temos nossa história: sem continuidade não podemos absorver a experiência. Como torná-la visível numa aula?

Coloco-a em pé de igualdade com a música. A música é como um fio invisível e, assim sendo, a continuidade não será interrompida, pois, como esse fio invisível, nos rodeia no espaço, a seguimos, queremos entendê-la pela pele; ela se funde por meio de movimentos conhecidos e de outros que vão aparecendo; flui sem romper-se e nos oferece caminhos diferentes para que iniciemos, sempre com a experiência que essa palavra oferece, *continuidade*, a ajuda para superar, pelo conhecimento, aquilo que é indecifrável; como uma força interior que sempre nos brinda com imagens para dançar e, sobretudo, com a confiança de que poderemos fazê-lo.

A palavra "continuidade" nos permite explicar o espaço vazio, como se pegássemos um fio que sai da música e com ele utilizássemos todo o espaço, fazendo desenhos que não são interrompidos e vão se enlaçando pelo nosso corpo, unindo-nos às nossas companheiras, como se essa palavra, *continuidade*, se ligasse à outra para que, juntas, exploremos outros encontros no espaço.

|DEPOIS DA QUEDA... DANÇATERAPIA!|

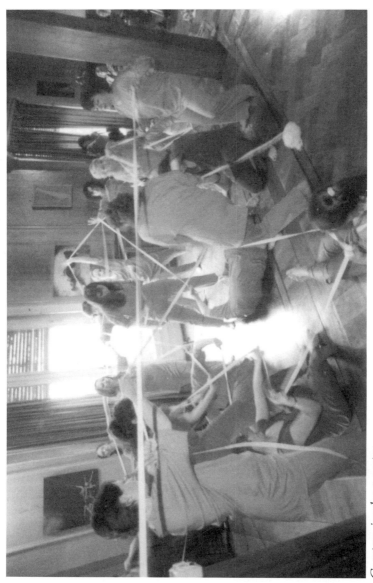

Construo janelas e portas.

16 ‖ No final de 99

Fui convidada para mostrar meu trabalho de dançaterapia na Amia (Associação Mutual Israelita Argentina) e na megaexposição de Julio Bocca. Levei meu grupo de trabalho e de estudo, dezesseis pessoas, algumas com diversas dificuldades (síndrome de Down, espasmos, certo grau de autismo), juntamente com pessoas que têm menos dificuldades, de diferentes idades (de 9 a 30 anos) e capacidades mentais. É um grupo que trabalha aqui no estúdio uma vez por semana e nunca pisara num palco.

Foi gratificante ver como se adaptaram a cenários imensos, com luzes teatrais, e de que maneira essa continuidade que se formou com anos de trabalho lhes trouxe uma segurança absoluta de criatividade, sem medo nenhum.

Não queria formar uma classe convencional, porque não sou convencional. Mas quis mostrar, nos dois lugares, as possibilidades da dançaterapia, como a riqueza criativa que há entre pessoas diferentes de nós. Ocorreu-me dizer umas palavras prévias, para dar continuidade à imagem:

Para começar, todos somos diferentes uns dos outros, mas todos nós temos criatividade interior, e eu serei uma ponte para este grupo, que possui imensas possibilidades de comunicação. Eles disseram: Sim, eu posso!

Foi assim que começamos.

Meu coração tem um ritmo que quer dizer: Sim, eu posso!

Todas juntas começaram com os sons do coração, umas movimentando-se para baixo e outras de pé, sentindo a respiração, o ritmo, e cada qual com suas dificuldades e com movimentos próprios.

Agora nos convertemos em raízes. Raízes aquáticas.

Depois foram deslocando-se para o chão e começaram a mover-se até transformar seu corpo.

Entretanto, somos vegetais, como algas, de tonalidades verdes reluzentes e diversificadas como nós mesmas.

Porém, quando vejo uma pedra dentro d'água, meu corpo quer transformar-se em pedra, em mineral. Sinto a lentidão da forma e devo descobri-la com meu corpo.

Contudo, não quero ser pedra. Quero ser raiz. Prefiro ser vegetal, porque posso crescer lentamente.

A palavra "crescer" se faz presente, e a utilizam para mover-se. Crescer e crescer...

Vou em busca de minha mão, que tem olhos para olhar-me e me vê por dentro e por fora, como se fosse um espelho.

Entretanto não estou só. Pelo meu espelho encontro minha companheira e posso comunicar-me com ela. Podemos entrar em contato, e eu a abraço, realizando formas e ao mesmo tempo estabelecendo "limites".

Vagarosamente, com nossos espelhos, nos separamos. Vou buscar o elástico que, como uma linha, espera-me no chão, formando um desenho que todas interpretamos. O elástico simboliza a pessoa que não se movimenta sem nossa ajuda.

Então, devagar, com o corpo e com as mãos, estico o elástico, sentindo seu comprimento e também seu limite.

Umas embaixo, outras em cima, principiamos a construir janelas e portas com as linhas para nos aproximarmos umas das outras, unindo-nos, ligadas, sentindo o máximo de extensão que os elásticos e os corpos permitem.

Por que não finalizarmos com a cor, que está nos olhando?

Cada uma delas pega o papel crepom que está no chão e, ao som da música do clarinete, começa a fazer desenhos incrivelmente lindos, porque seu corpo incorporou essa continuidade de movimento que recebeu e agora pode doar.

O grupo foi muito aplaudido, tanto na Amia como no Palais de Glace, onde esses encontros se realizaram. Para mim foi uma enorme comprovação ver como o grupo se sentiu plenamente seguro e tranqüilo diante de uma situação tão inusitada como encenar fora do ambiente do estúdio, num cenário desconhecido, para um numeroso público. A reação deles a isso foi *sim, posso!*, a mesma que têm quando o corpo recebe mensagens que se tornam próprias.

17 ‖ Dos acentos e dos impulsos

Sempre tenho a sensação de que deixo de desenvolver certas idéias que podem servir a outras pessoas. Agora me lembro de que não falei sobre a importância dos acentos e dos impulsos.

Tirar do corpo impulsos que se transformam em acentos. Desenvolver essas idéias com músicas que tenham uma síncope adequada, como o *blues*, e utilizar isso para tirá-los do corpo, no espaço, fazendo que os movimentos sejam compreensíveis mesmo para os surdos. O fato de utilizarmos a força, e as formas lineares e não melódicas, nos permite dar ao corpo novas possibilidades: impulso e acento.

‖

18‖ Quedas com recuperações

Agora sei o que são. Mas há muitos anos pensei que dariam um bom tema, abordando a velocidade das quedas e a lentidão de sua recuperação.

É isso que digo ao meu corpo. Mas a ansiedade pela recuperação nos faz adotar velocidades que nos prejudicam.

O que fazer para não nos impacientarmos e reconhecermos que os ritmos do corpo são diferentes do ritmo do desejo?

Quem imaginaria que um tema como esse seria tão importante para minha patela, que tenta se expressar com lentidão, em seu próprio ritmo, e eu, com a urgência que tenho de "sentir-me bem", não a escuto?

Aprender a escutar! Quedas e recuperações.

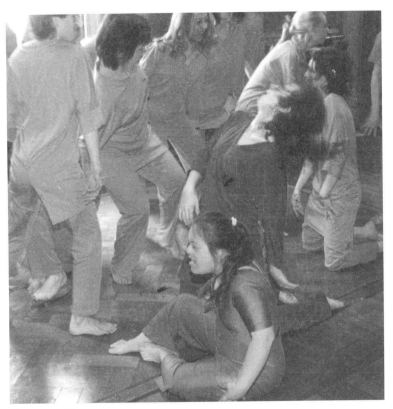

A cor nos dá ternura.

19 ‖ Por que não escutamos o valor do silêncio

Tanto na queda como na recuperação de minha patela, tive e ainda tenho de escutar o silêncio, que vai adquirindo uma linguagem própria a cada dia que me defronto com as dificuldades, especialmente para dobrar a perna. Minha intenção sempre é dizer *um pouquinho mais!*, mas há algo dentro da patela que me impede. Eu a escuto e, em cada encontro, procuro respeitar meus limites. Mas em silêncio.

O silêncio existe? Eu, como ouvinte, estou repleta de sons, ruídos, músicas, gritos, palavras, mas... como será o silêncio do surdo? Quando me defronto com os que vivem no silêncio, tento imaginar se esse silêncio é absoluto ou se existem certos zumbidos ou ritmos internos que podem fluir. Para poder dar o curso aos alunos, os encontros de dançaterapia, procuro garantir que o local *seja o mais silencioso possível*, para que nós, ouvintes, possamos entrar num mundo em que o ouvido não participa.

Vamos aos ritmos físicos, compostos pela respiração, pulsação, movimentos rápidos, sentir o que acontece no corpo, utilizar esses ritmos para movimentar-nos, ir ao chão, fechar os olhos. Assim, por meio das palavras que vou pronunciando, como guias para os movimentos, *como escuto meu silêncio?*

É maravilhoso ver como cada uma de nós difere na sua maneira de valorizar o silêncio, e como cada qual desenvolve ritmos pessoais, tentando não usar a memória auditiva, mas reconhecendo que o ritmo que desenvolvemos é uma busca diferente.

É ainda mais interessante ver a conclusão a que cada participante chega, de diferentes formas, de que não evoluiu da audição, mas da valorização do silêncio. E ver como cada corpo, quando abandona o conteúdo daquilo que expressou, fica vazio e relaxado. A valorização da dançaterapia por meio do silêncio é muitíssimo importante, porque podemos nos escutar pela nossa voz interior.

20 ‖ Relatos de vida e depoimentos

No final do ano, uma das minhas alunas mais novas, de apenas 8 anos (há quatro tem aulas comigo), presenteou-me com um poema. Vou transcrevê-lo porque, com ele, posso avaliar sua maturidade e a compreensão que essa menina tem da dança.

A vida se vive

A vida se vive,
a vida tem de ser desfrutada,
não pode ser combatida.

A dança se desfruta,
como a vida;

o corpo o leva
a um mundo diferente;
seu corpo é sua casa.

Em vez de falar com a boca
você pode se inspirar com as mãos,
mas com o corpo se inspirará melhor;
seu corpo é sua casa e você deve cuidar dela.

Seu corpo é sua casa.
Uma janela para a vida.

• MAIA

Quero deixar claro que meu trabalho não se preocupa em interpretar o que realizo com a dançaterapia. Transcrevo depoimentos de alunos que estão ao meu lado há anos e agora avaliam, com suas palavras, seu encontro com meu trabalho.

Meu nome é Sandra. Tive paralisia cerebral ao nascer, o que afetou minha motricidade.

Gostaria de contar um pouco sobre minha vivência com María. Faz dois anos que estou no estúdio; nunca imaginei que poderia dançar. Por poder estar perto de María, aprendi a conhecer e sentir meu corpo de maneira diferente. Vejo que tenho limitações, mas vou superando-as, com o passar do tempo. Sinto que avanço, a cada encontro, um pouco mais. Minha alma trabalha e posso desenvolver todos os meus sentidos.

A primeira coisa que chamou minha atenção depois de ter começado, foi sentir que a dançaterapia abria meu corpo. Percebo que posso interagir com o grupo, que não estou sozinha e não sou diferente, porque a música me ajuda nas minhas dificuldades, uma vez que aflora o sentimento, a imaginação e a criatividade. Posso ser tocada e tocar o outro, e isso tem me ajudado na vida diária porque me dá mais segurança e desenvoltura.

Para mim foi muito importante estar com o grupo no encontro com Julio Bocca. Foi uma bela experiência, muito enriquecedora. Nunca pensei que seria capaz de subir em um palco, e consegui fazê-lo, junto com minhas companheiras. Foi maravilhoso. Obrigada, María.

• SANDRA

Carta para María˙

Conhecia o nome de María, seu trabalho pioneiro, mas nunca estivera perto dela. Foi numa daquelas jornadas artísticas de 97, organizadas pelo governo da cidade, quando me pediu que assinalasse pontos no espaço, colocasse-os em meu corpo, e depois devolvesse-os ao espaço, para que eles e eu nos transformássemos.

Então chorei. Não era uma emoção agradável. Não sabia o que era, mas doía; e doía muito. Já era sua aluna, e o pranto continuava. Comecei a dançaterapia buscando uma linguagem não-verbal que permitisse comunicar-me com os surdos. Foi duro dar-me conta de que o caminho que eu havia escolhido, pensando em ultrapassar os limites do outro, faria que me confrontasse inexoravelmente com meus próprios limites. Então compreendi a razão daquele primeiro pranto e dos que o seguiram.

Meu corpo aprisionado, que vinha sofrendo havia tanto tempo, animava-se a mostrar-me suas mordaças, suas portas e janelas enclausuradas pelo medo, pelas feridas ainda abertas pela própria dor e pela dor do próximo, as marcas da solidão. Precisei de mais um ano, muita coragem e lenços de papel mas, finalmente, a alegria surpreendeu-me, sem anunciar-se, numa terça-feira de manhã.

Estava no estúdio trabalhando todo o corpo, no chão. Foi como um despertar, uma iniciação; e você, a sacerdotisa, oficiando a amorosa cerimônia. O choro triste, as contrações e aquele imenso cansaço no fim de cada aula deram lugar ao prazer e às revelações. Antigas angústias expressaram-se pelo movimento; esse corpo que antes, em sua mudez, só me mostrava dor e medo agora podia falar, e conheci a ternura com a ajuda da leveza de uma bexiga. E um dos elásticos que me ajudaram a abrir e fechar portas e janelas e a aceitar a proximidade de outros corpos. Aprendi a dizer Você, Eu, Nós.

Sinto por você, María, uma imensa gratidão. A este espaço que nos acolhe, ao seu estúdio, que é um grande cofre que abriga, como tesouros, as marcas dos corpos que por ali passaram.

• ANALÍA

Quando cheguei ao estúdio de María, senti que era meu ponto de chegada. Como se esse encontro tivesse sido gerado há muito tempo.

Começaram as aulas. Então, a linguagem adquirida durante uma vida dedicada às palavras e aos silêncios abriu espaço em meu corpo para consagrar-se a um espaço sagrado. O estúdio de María abrange esse espaço, feito de linhas misteriosas, silenciosas, ondulantes e envolventes. Um espaço que se abre e fecha de uma vez: o fechamento para nos tornar tangíveis, como uma defesa, a abertura como um transbordamento num instante para a eternidade.

Sim, quando vi María pensei que era meu ponto de chegada. Agora sei (e meu corpo sabe) que é sempre um ponto de partida para o imaginário, para a inventiva, para criar laços entre mim-os outros-o mundo.

• LILÍ

"María faz as pedras dançar."

Escrevi essa frase para María há mais de vinte anos. Dizem que quando o discípulo está preparado, o mestre aparece. María apareceu e me abriu o caminho para a dança. *Eu via em seu estúdio pessoas muito diferentes, buscando um meio de encontrar formas de expressar-se com o corpo, sem rigidez, sem imitações, sem técnicas estereotipadas. Todas nós buscávamos algo dentro do nosso movimento e María nos mostrava os caminhos.*

Depois de muitas aulas, da aprendizagem, da experiência, chegou o momento de desprender-me da professora, que foi tão difícil como encontrá-la. Eu havia amadurecido como mulher e como artista. Queria voar. Tive filhos, criei minhas primeiras coreografias e passei a dar aulas de dançaterapia.

A busca solitária até chegar à origem. E agora, o segundo e definitivo encontro, ainda mais rico. Quanto tempo para aprender e amadurecer! Visto por outro ângulo, pelo tempo transcorrido. Sinto-me mais ligada ao seu trabalho e a seu esforço de formiga e de titã para aproximar as pessoas à maravilhosa linguagem da dança. Por María passam a emoção e a alegria. Ela, que supera o tempo e as quedas. Que mais posso dizer sobre María? Minha Mestra.

• CARMEN

Voltei a dançar!

Falar sobre minha experiência de dançar com María é falar sobre o Amor.

É permitir que de meu corpo fluam os sonhos de infância. Que a música me invada e possua, submergindo-me em suas águas mais profundas. Um verdadeiro e misterioso ato de amor.

É despertar para novas realidades a cada instante, reconhecendo minha ignorância..., um caminho para a humildade.

É encontrar-me com os fragmentos espalhados da minha própria essência, e reuni-los, um a um, novamente.

É gozar com alegria a recuperação da inocência.

É "animar-me" a atravessar as luzes e as sombras. Percorrer cada espaço... cada silêncio! É compartilhar e descobrir-se livre e unida aos demais!

É atrever-me a navegar pelo oceano etéreo da consciência e "aprender" que... "esta sou eu", como posso ser hoje...; "aquele é o outro", tal como pode ser hoje; não sou o outro nem ele sou eu; entretanto, uma parte dele está em mim e eu também habito um pouco em cada um dos outros. Juntos podemos caminhar por muitas veredas da Paz.

É "tocar" com delicadeza em "algo mais" maravilhoso que, por sorte, não posso descrever com palavras... Sim, certamente é transcender a limitação da palavra.

É descobrir que a música habita em mim, o movimento me transforma, o silêncio me possui... Dar-me conta de que **estamos vivos** e de que não há espaços vazios, mas fendas pelas quais o Amor respira e... **Não estamos sós**.

Obrigada!

• Ana María

Sou Verónica e tenho uma paralisia espástica que afeta minhas pernas. Há quase sete anos vim ao estúdio de María pela primeira vez, cheia de incertezas, pois até aquele momento não sabia se a dança era algo possível para mim.

No decorrer desses anos descobri que, apesar de sofrer limitações em meus movimentos, isso não me impedia de dançar. Embora, principalmente no começo dos meus encontros com María, com momentos muito difíceis, lentamente fosse sentindo o prazer que o movimento me proporcionava quando surgia livremente em meu interior e não de uma forma externa forçada.

Com o tempo pude desenvolver uma linguagem própria e comecei também a apreciar a beleza dos meus movimentos. Hoje me sinto ex-

tremamente feliz por haver encontrado na dança uma das expressões mais autênticas do meu ser.

• VERÓNICA

Meu nome é Anabel e faz oito anos que comecei meu curso com María pelo caminho da dançaterapia. À medida que fui crescendo e reconhecendo as mudanças do meu corpo, comecei uma busca interior que me fez compreender parte da minha natureza. Cheguei a ver a vida em geral de outra forma.

Cada vez que danço, compartilho o amor que se transforma em ritmo e mobiliza meu corpo e meus sentimentos. Agora tenho 17 anos e continuo aprendendo com María. Ela me fez sentir que, quando existe amor, realmente podemos.

Este foi o caminho que escolhi para seguir, não apenas com a dança mas com a vida. A experiência mais linda e importante que vivo no estúdio é a possibilidade de comunicar-me com pessoas diferentes, em que as únicas pontes de comunicação são o corpo e a dança, dentro da integração.

• ANABEL

Meu nome é Moira. Tenho 16 anos e estou com María há treze. Creio que em todos esses anos pude compreender de diferentes maneiras o que significa o "sim, posso!" de María, que me fez entender que todos nós podemos dançar. María foi a ponte.

Ao interagir com pessoas com dificuldades maiores que as minhas, por meio de um olhar ou um carinho, compreendi que todos nós somos diferentes, mas temos a capacidade de criar.

• MOIRA

Sou Paula e tenho 17 anos. Quando meus pais me levaram ao estúdio de María, tinha apenas 5. E, sem me dar conta, fui crescendo com a dança dentro de mim.

Hoje percebo que a dança, além do movimento, deu-me a possibilidade de aproximar-me do outro, daquele que tem mais limitações, e aproximar-me sem medo.

Não posso imaginar como eu seria hoje se não tivesse conhecido María.

• Paula

Meu nome é Juan Carlos. Sempre achei que realizar meus sonhos seria algo mágico.

O tempo e a idade não importam se sabemos viver e aproveitar.

Na época em que cheguei ao estúdio de María eu tinha 35 anos. Como costuma acontecer sempre ou quase sempre em certos lugares, nós, homens, nos distinguimos pela ausência. Não foi esse o meu caso; fui o único que compareceu ao estúdio durante anos. Ali descobri que podia dançar livremente e expressar-me com o corpo (graças a María).

María... o que posso falar sobre ela? Tanta coisa bonita sobre esse ser, pleno de amor, que foi tocado por uma varinha mágica de talento e de carinho por nós, seus alunos. Ano após ano a vejo sempre igual; para ela os anos não passam.

Se não fosse por ela, eu teria sido operado dos quadris e não poderia mais dançar. Quando comentei com María, ela me disse: "Não se deixe operar. Continue dançando". E aqui estou, com 57 anos, perto de estrear uma comédia musical, realizando assim um dos meus tantos sonhos, além da minha pintura naïf.

Sinto-me cada vez melhor e mais jovem. Obrigado, María, por tudo que você tem me dado, dia após dia (amor, carinho e segurança)!

• Juan Carlos

Sou Inés. Desde pequena você vem semeando a arte e o movimento em minha vida. Já lhe dizia que você acariciava o ar, levando à sua dança cor, canto e esperança por onde quer que fosse. Como esse desejo não iria contagiar-me? Assim, durante quarenta anos foram transformando meu corpo, minha alma...

Muitos anos se passaram com seus altos e baixos, às vezes de quietude e recolhimento..., e você sempre me abria a porta do estúdio para dizer sim à vida, sim à expressão.

Eternamente agradecida por tudo, por tanto compartilhamento com você e com minhas companheiras, celebro sua existência, por sua grande capacidade de amar, semeando e abrindo portas. Por tudo que manifestei, quero transmitir-lhe que a dançaterapia serviu para que eu pudesse sair de crises mentais profundas, renovando-me espiritual e emocionalmente.

• INÉS

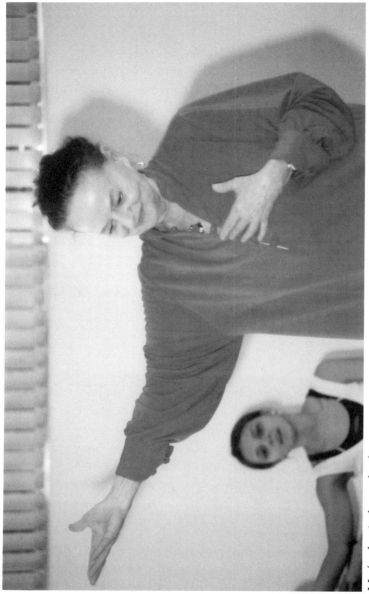

María, depois da queda, dança.

21 ‖ Pontos de apoio para os dançaterapeutas

Queria encontrar as palavras certas para dizer que os estímulos que citei como exemplos não são estímulos herméticos, mas oferecem possibilidades à criatividade, segundo o terapeuta que deles fizer uso.

No meu trabalho de encontros com o corpo, não existe repetição; mas existe um retorno a imagens aprendidas, que vamos recordando quando voltam a nós fisicamente. Elas sempre se adaptam a esse estado presente, de onde o corpo as adquiriu, com lentidão, conforme seu ritmo, com seus limites e com suas possibilidades, um estado de alegria e reconhecimento.

Pois, ao fazê-lo, sem imposição, vendo como nosso corpo vai se abrindo e conectando, simplesmente, adquirimos a liberdade de expressão, na qual os estímulos dados já não me pertencem, mas pertencem a cada um, individualmente, e ao grupo, como um todo.

É imensa a reação que noto nas mudanças corporais, na observação da expressão da boca, do olhar, das mãos, dos dedos, do tronco e do corpo em sua totalidade (mesmo nos casos em que as limitações das pessoas são muito grandes, como, por exemplo, quando têm espasmos, com os que não ouvem ou aqueles com deficiências mentais). Aos poucos vão adquirindo, como **achados próprios**, a possibilidade de dizer: **"Estou dançando", "O que estou realizando me pertence"**.

Apesar de repetir permanentemente, em todos os meus cursos e como um lema, ***não faço nenhum tipo de interpretação psicológica***, tampouco utilizo expressões como "Isso está bemfeito" ou "malfeito", "deve ser feito assim", "é preciso conseguir...". Jamais utilizo esses termos, apenas vou aceitando os limites dos outros, como aceito os meus próprios; e vou adquirindo por meio deles *minhas próprias mudanças*.

Creio que é importante repetir, mas o que é a dançaterapia se não existe interpretação? Não sou psicóloga nem psicoterapeuta, embora utilize a psicologia do *meu conhecimento*. Danço há 55 anos e procuro compreender essas mudanças infinitas que se produzem em meu corpo, que renovam minha matéria e me ajudam a compreender o que acontece com os grupos aos quais transmito minha experiência.

O modo como encaro a dançaterapia é produzir essas mudanças de dentro para fora. Eu as reconheço nos outros porque as reconheço em mim. Quando alguém chega ao estúdio no estado do "não" – quando dizem "Não consigo fazer", "Não quero", "Não gosto", "Fico olhando de fora" –, eu aceito sem questionar; compreendo e não pressiono.

À medida que aceitam incorporar-se às aulas, começam a mudar os "nãos", de acordo com o ritmo deles, as mudanças vão se realizando com o tempo, e a dança se transforma em terapia. Por que terapia? Porque digo *"mudança para melhor"*.

Não quero deixar de mencionar a importância da escolha do material musical. Creio que a pessoa que trabalha com o movimento tem um gosto especial pela seleção daquilo que ouve. Nem toda música que escutamos é própria para dançar.

Talvez para alguns sim, para outros não; mas, em geral, quando ouvimos uma música, buscando material que possa mobilizar o corpo, temos outro tipo de abertura. Por isso **a seleção do material musical para a dançaterapia deve ser pessoal, muito pessoal!** Entretanto, como sugestões, ofereço alguns nomes que estou usando hoje, nesta etapa da minha vida.

• *Jazz*;
• *Blues* para saxofone;
• Madredeus;
• René Aubry: *Plaisirs d'amour;*
• Kronos Quartet;
• Brian Eno;
• Marlui Miranda;
• León Gieco: *De Ushuaia a La Quiaca*;
• Philip Glass;
• Bâ Mamour;
• William Ackerman.

22 ‖ Epílogo

Passaram-se dois meses e meio dèsde a minha queda, meses esses durante os quais pude ouvir-me de modo diferente. E aprender de que maneira meu corpo é vulnerável a esses tempos.

Um dia desses comecei a dar aulas. E eu, que tanto falei em limites, vivo-os em cada encontro com os grupos, aprendendo a utilizá-los e a enriquecer o movimento, deixando de lado os medos e sentindo de que modo a limitação de não poder dobrar totalmente a perna me ajuda a realizar outros movimentos que me aproximam de outra forma de criatividade.

Tudo que aprendi e aprendo com a dançaterapia faz que minha patela sorria, dizendo: *Você não pode! Aceite; aceite este outro tempo! O tempo... que você não pode impor!* E isso me faz pensar que ela detém a verdade e me define "seu" tempo.

Dentro de alguns dias viajo à Europa – à Itália e à Espanha – para encontrar-me com os grupos de formação em dançaterapia em Milão, Florença, Trieste, Assis, Madri e Zaragoza. Creio que aprendi algo. E devo agradecer imensamente à minha queda. Gostaria que este livro me desse a possibilidade de chegar mais perto de vocês, desde a minha queda até a recuperação, para continuar dançando e ensinando a dançar os que se aproximam.

★★★

Passaram-se nove meses e, no terceiro mês, com meu joelho dolorido mas viva, peguei o avião que me levaria à Itália, para continuar desenvolvendo meu caminho na formação de grupos de dançaterapia.

Para viajar, nos aeroportos, precisei usar cadeira de rodas. Fui aprendendo, na cadeira, o que sentem as pessoas que vivem permanentemente assim e são conduzidas, muitas vezes, como um pacote. A visão da pessoa que olha e não nos vê costuma ser dolorosa.

Para mim, sabia que seria transitório, mas a visão de dentro do meu corpo me doía e isso me marcou.

Pude dar todas as minhas aulas, mas minha patela, que dançava de dia, chorava à noite.

Agora, no começo de novembro do ano 2000, faz meses que trabalho ditando meus cursos aos meus semelhantes, diferentes porque todos nós o somos.

Quero relatar aqui o que sucedeu há duas semanas no Hospital Borda de Buenos Aires. Convidada pela Frente de Artistas do Borda, apresentei um espetáculo aos pacientes. O hospital tem um pequeno cenário; eu o preparei com calma e percebi que, lentamente, com passos cansados e isolados, as pessoas que vivem nesse hospital psiquiátrico vieram assistir.

Para realizar o espetáculo, pensei num tema que diz respeito a todos: a cidade e sua gente, com canções de Eladia Blásquez, poemas de Vanasco, Aguirre e Trejo, e finalizei com uma canção conhecida por todos: *A pesar de todo*.

Transmiti o desejo de que, com as mãos, nos movêssemos juntos, sentindo as palavras que eles compreendiam; assim, todos tinham possibilidade de se expressar.

Todo o grupo que estava no teatro, meus espectadores, dançou comigo, participando do que eu havia proposto.

Depois, de pé, aplaudiram de tal maneira que, quando me despedi, não paravam de dizer: "Volte!", "Quando você volta?", "Estamos esperando".

Obrigada, patela, porque graças à queda tenho tanto para fazer. Para seguir semeando...

leia também

DANÇA, EXPERIÊNCIA DE VIDA
María Fux

María Fux condensa neste livro sua experiência de mais de trinta anos como coreógrafa e bailarina e, sobretudo, como educadora que transmite sua linguagem artística. O livro mostra como podemos nos expressar usando o corpo como meio de comunicação a serviço da educação, mesmo quando há problemas de deficiência física ou limitação pela idade.
REF. 10170   ISBN 85-323-0170-3

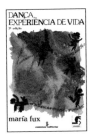

DANÇATERAPIA
María Fux

María Fux é bailarina, coreógrafa e professora com uma brilhante trajetória profissional. Relata neste livro a sua experiência de mais de trinta anos com o ensino da dança para crianças, adolescentes e adultos afetados pela surdez e por outras deficiências sensoriais e motoras. Sua experiência neste trabalho possibilitou o desenvolvimento de várias técnicas que são fruto da intuição, paciência, perseverança e, acima de tudo, empatia.
REF. 10315   ISBN 85-323-0843-0

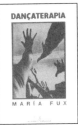

FORMAÇÃO EM DANÇATERAPIA
María Fux

A autora amplia os conceitos que regem a dançaterapia. Com base em uma série de experiências pessoais, revela os diversos passos que a conduziram para a sua opção pessoal e profissional, e nos faz compreender como descobriu seu corpo, enriqueceu seu movimento e desenvolveu sua criatividade. Ela relata suas experiências no ensino e utiliza-as como linha mestra para definir o processo de formação do dançaterapeuta, caminho em que foi pioneira na Argentina.
REF. 10552   ISBN 85-323-0552-0

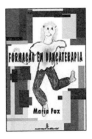

ESTUDOS DE PSICOPEDAGOGIA MUSICAL
Violeta Hemsy de Gainza

Em linguagem bastante simples e acessível, este texto demonstra uma excelente fundamentação teórica nas áreas da pedagogia, da psicologia e da música, fazendo-nos refletir e conhecer o alcance da pedagogia musical.
REF. 10318   ISBN 85-323-0318-8

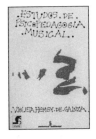

IMPRESSO NA
sumago gráfica editorial ltda
rua itauna, 789   vila maria
02111-031   são paulo   sp
telefax 11 **6955 5636**
sumago@terra.com.br

———— dobre aqui ————

ISR 40-2146/83
UP AC CENTRAL
DR/São Paulo

CARTA RESPOSTA
NÃO É NECESSÁRIO SELAR

O selo será pago por

SUMMUS EDITORIAL

05999-999 São Paulo-SP

———— dobre aqui ————

ARTES DO CORPO

CADASTRO PARA MALA-DIRETA

Recorte ou reproduza esta ficha de cadastro, envie completamente preenchida por correio ou fax, e receba informações atualizadas sobre nossos livros.

Nome: _____ Empresa: _____
Endereço: ☐ Res. ☐ Coml. _____ Bairro: _____
CEP: _____ - _____ Cidade: _____ Estado: _____ Tel.: (___) _____
Fax: (___) _____ E-mail: _____ Data de nascimento: _____
Profissão: _____ Professor? ☐ Sim ☐ Não Disciplina: _____
Grupo étnico principal: _____

1. Você compra livros:
☐ Livrarias ☐ Feiras
☐ Telefone ☐ Correios
☐ Internet ☐ Outros. Especificar: _____

2. Onde você comprou este livro? _____

3. Você busca informações para adquirir livros:
☐ Jornais ☐ Amigos
☐ Revistas ☐ Internet
☐ Professores ☐ Outros. Especificar: _____

4. Áreas de interesse:
☐ Auto-ajuda ☐ Espiritualidade
☐ Ciências Sociais ☐ Literatura
☐ Comportamento ☐ Obras de referência
☐ Educação ☐ Temas africanos

5. Nestas áreas, alguma sugestão para novos títulos? _____

6. Gostaria de receber o catálogo da editora? ☐ Sim ☐ Não

Indique um amigo que gostaria de receber a nossa mala-direta

Nome: _____ Empresa: _____
Endereço: ☐ Res. ☐ Coml. _____ Bairro: _____
CEP: _____ - _____ Cidade: _____ Estado: _____ Tel.: (___) _____
Fax: (___) _____ E-mail: _____ Data de nascimento: _____
Profissão: _____ Professor? ☐ Sim ☐ Não Disciplina: _____

Summus Editorial
Rua Itapicuru, 613 7º andar 05006-000 São Paulo - SP Brasil Tel.: (11) 3872-3322 Fax: (11) 3872-7476
Internet: http://www.summus.com.br e-mail: summus@summus.com.br